DU TRAITEMENT

DES

TACHES DE LA CORNÉE

PAR LE GALVANISME

PAR

M. LE Dr R. PHILIPEAUX,

Membre de la Société impériale de médecine de Lyon,
lauréat de l'Institut impérial de France, de l'Académie impériale de médecine
de Paris et de la Société des sciences médicales et naturelles de Bruxelles,
ancien prosecteur-adjoint de la Faculté de médecine de Montpellier,
ancien chirurgien interne des hôpitaux civils de Lyon,
membre correspondant de plusieurs Sociétés savantes,
nationales et étrangères, etc.

LYON

IMPRIMERIE D'AIMÉ VINGTRINIER

QUAI SAINT-ANTOINE, 35.

1861.

DU TRAITEMENT

DES TACHES DE LA CORNÉE

PAR LE GALVANISME

DU TRAITEMENT

DES

TACHES DE LA CORNÉE

PAR LE GALVANISME

PAR

M. LE Dr R. PHILIPEAUX,

Membre de la Société impériale de médecine de Lyon,
lauréat de l'Institut impérial de France, de l'Académie impériale de médecine
de Paris et de la Société des sciences médicales et naturelles de Bruxelles,
ancien prosecteur-adjoint de la Faculté de médecine de Montpellier,
ancien chirurgien interne des hôpitaux civils de Lyon,
membre correspondant de plusieurs Sociétés savantes,
nationales et étrangères, etc.

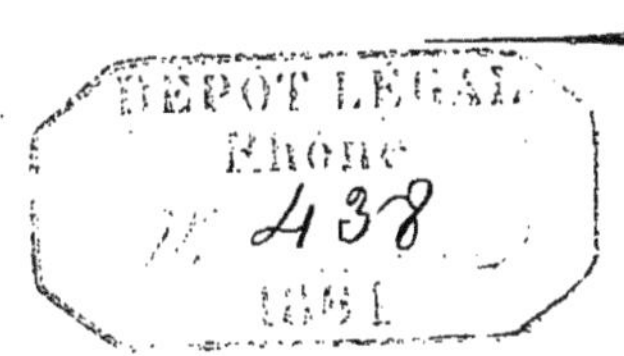

LYON
IMPRIMERIE D'AIMÉ VINGTRINIER
QUAI SAINT-ANTOINE, 35.

1861.

DU

TRAITEMENT DES TACHES DE LA CORNÉE

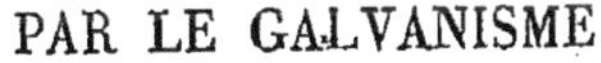

PAR LE GALVANISME

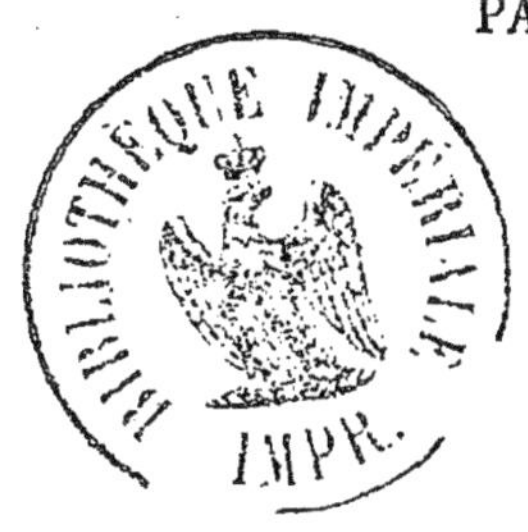

ARTICLE Ier.

Appréciation des diverses méthodes de traitement mises en usage.

On sait généralement combien il est difficile de faire disparaître les taches de la cornée transparente. Qu'elles soient la conséquence d'une inflammation franche, d'une pustule variolique, ou d'une irritation diathésique, ces opacités tendent à se perpétuer et résistent souvent à tous les traitements mis en usage.

Aussi, les hommes de l'art comptent si peu sur les ressources thérapeutiques pour la guérison des cas de cette nature, que la plupart, après avoir essayé inutilement les insufflations de quelques poudres vantées, on ne sait trop pourquoi, finissent par abandonner les malades, ces lésions pathologiques étant considérées par eux comme des maux essentiellement incurables. Il est cependant un petit nombre de chirurgiens qui, ne pouvant s'attaquer à ces opacités, tournent la difficulté, et, après avoir constaté que ces taches gênent la vision par le voile opaque, qui empêche les rayons lumineux d'aller frapper la rétine, conseillent l'opération de la pupille artificielle.

Mais cette opération difficile n'est pas toujours suivie d'un heureux résultat. Que l'on fasse usage, en effet, d'un des procédés opératoires recommandés dans nos livres classiques, dont le nombre ne s'élève pas à moins de 76, les malades ne retirent quelquefois que de bien faibles résultats de cette opération.

N'y aurait-il donc point de moyens qui s'attaquant aux taches elles-mêmes, puissent, sinon les faire disparaître d'une manière complète, du moins les rendre moins opaques et perméables aux rayons lumineux ?

Des essais nombreux ont été faits dans cet ordre d'idées. Depuis les vapeurs d'acide hydrocyanique, le vin d'opium, le calomélas, la solution du caustique lunaire, jusqu'aux pommades au précipité rouge, il y aurait à parcourir un cadre de moyens thérapeutiques formé de substances innombrables, solubles ou insolubles, agissant comme stimulants, et qui ont été, vu leur inefficacité, presque aussitôt abandonnées que préconisées.

Sans aucun doute, si l'on a affaire à des nuages récents ou à des inflammations franches ou même diathésiques, il suffit quelquefois d'un traitement général uni à l'emploi d'antiphlogistiques locaux ou de quelques poudres ou collyres stimulants, pour les voir promptement disparaître.

Mais lorsqu'il s'agit d'albugos principalement formés par les épanchements d'albumine ou de leucomas consécutifs à une phlyctère ou à un abcès de la cornée, lorsque la tache est le résultat d'une cicatrice ou d'une perte de substance par ulcération ou par un travail de granulation, ces méthodes alors sont insuffisantes ; leur emploi continué longtemps, ne peut même donner lieu à la moindre amélioration.

Je ne m'étends point ici longuement sur des procédés imaginés par Méad, Darwin, Dieffenbach, Bowman, Dixon, Rosas, Gultz, Malgaigne et autres, procédés destinés, suivant les uns, à couper la tache, et, suivant d'autres, à enlever les couches opaques de la cornée. Ces opérations sont le plus souvent impraticables, et elles n'ont réussi que lorsque, au dire de Mackensie, les opacités consistaient en de fausses taies formées par une croûte d'oxide ou de carbonate de plomb déposés sur la surface d'un ulcère de la cornée, ou d'un dépôt terreux limité à la lame élastique antérieure. Il arrive, en effet, que lorsqu'on a fait usage d'un collyre à l'acétate de plomb, une croûte blanchâtre persiste après que l'ulcère est cicatrisé, et que l'habile chirurgien de Londres a parfois réussi à détacher avec la pointe aiguë d'un instrument.

Je n'ai fait que mentionner ces procédés défectueux, mais je dois, à plus forte raison, garder le silence sur ces méthodes qui consistent à remplacer la cornée opacifiée par une cornée transparente empruntée à un animal vivant. Ces transplantations auxquelles se rattachent les noms de Reissinger, Walther, Dieffenbach, Munck, Feldmann,

Desmarres, Plouviez (de Lille), Vutzer (de Bonn), ne reposent sur aucune donnée physiologique exacte. La transparence de la cornée artificiellement greffée ne s'est jamais maintenue et cette opération n'a jamais produit de résultats appréciables.

Article II.

Du traitement des taches par le galvanisme.

On sait que les expériences de M. Dumas ont prouvé que le pôle cuivre ou négatif de la pile de Volta mis en contact avec de l'albumine avait pour propriété de la liquéfier, tandis que le pôle positif ou zinc la coagulait. Partant de ces recherches, un médecin de Saint-Pétersbourg, M. Pigoroff avait songé à employer cette action liquéfiante de la pile sur l'albumine, à la dissolution de la cataracte sur les chevaux. Mais partant d'une idée fausse, ses essais ne furent suivis d'aucun bon résultat. Il ne pouvait en être autrement, car les dernières recherches chimiques et microscopiques de Schwan, de M. Robin et de mon savant ami le professeur Verneuil, en donnant en quelque sorte raison aux idées de Delpech, ont démontré que le cristallin devenait opaque, non par suite de dépôts albumineux, mais bien par incrustation de matières calcaires telles que le phosphate et le carbonate de chaux.

Ces idées de Dumas n'auraient peut-être pas encore reçu

d'application pratique, si un médecin des Vosges, M. Turck n'eût appelé l'attention des praticiens sur elles et n'eût pas employé l'électricité pour dissoudre les taches de la cornée. Dans un mémoire publié dans le Bulletin de thérapeutique, année 1853, il a fait connaître un cas d'albugo dans lequel il est parvenu à faire résoudre une grande partie des dépôts albumineux qui formaient la tache, en la touchant tous les jours pendant une ou deux minutes avec le pôle négatif ou cuivré d'un élément de la pile de Volta, l'autre pôle se trouvant en communication avec la langue du malade.

Cependant, l'idée première d'appliquer le galvanisme à la dissolution des taches de la cornée n'appartient point à M. Turck, puisque bien avant lui M. Isiglio, de Corfou, en 1844, avait obtenu, à l'aide de l'électricité, un plein succès dans trois cas de taches survenues à la suite de longues ophthalmies et qui avaient résisté à tous les moyens employés en pareille circonstance. M. Willebrand, d'Elsingfors, obtint aussi, en 1848, une grande amélioration, ou même une guérison complète dans quatre cas d'opacité de la cornée au moyen du galvanisme employé en courant continu avec l'appareil à auge de verre de Daniel. Mais si l'on voit par les précédentes citations que le médecin des Vosges vient en troisième ligne dans l'application du galvanisme aux taches de la cornée, il n'en demeure pas moins acquis à la science que c'est lui qui, le premier, a employé l'électricité avec le plus de discernement et qui, sortant de l'empirisme, a cherché à utiliser et à mettre en pratique les idées théoriques du célèbre chimiste de l'Institut.

Depuis lors, en Italie, en Russie et en Belgique, ce nouveau traitement fut mis en usage ; les résultats presque nuls que l'on en obtint (et nous en dirons bientôt la cause) firent considérer cette nouvelle méthode thérapeutique comme une invention, sinon utile, du moins peu digne de captiver l'attention des chirurgiens. Pour M. Quadri, de Naples, sur deux cas il n'a pu obtenir qu'un succès, et encore la tache était-elle récente. M. Warlomont, en Belgique, l'a essayé plusieurs fois sans en obtenir la moindre amélioration. « *Nous croyons*, dit-il, *n'y avoir* « *point mis assez de constance pour juger de sa valeur.* »

M. Crussell, de Saint-Pétersbourg, renchérissant sur les résultats négatifs des auteurs que je viens de citer, a fait connaître un cas où l'emploi du galvanisme, loin de faire disparaître une tache de la cornée, avait produit, au contraire, une violente irritation, et consécutivement la fonte de l'œil.

D'où viennent donc les résultats si différents de l'application de la même méthode de traitement ? On doit en trouver la cause dans l'emploi des procédés souvent très-défectueux avec lesquels on a appliqué le galvanisme, et surtout dans l'application à des taches ou à des taies de la cornée qui devaient naturellement, vu leur composition, opposer à l'emploi de l'électricité une résistance opiniâtre.

Les taches ou les opacités de la cornée se distinguent par des noms différents, suivant le degré d'intensité qu'elles présentent.

1° *La nébulosité*, le degré le plus léger, est constituée presque toujours par un épanchement séreux à la superficie ou dans les couches de la cornée. Les taches ainsi formées sont, en général, étendues et mal définies, et rendent la cornée nuageuse et trouble. Conséquence fréquente de l'ophthalmie puro-muqueuse, ces nébulosités ont pour cause principale la cornéite scrofuleuse.

2° *L'albugo* ne diffère de la nébulosité qu'en ce que la lymphe épanchée forme une tache opaque, généralement circulaire ou ovale, plus dense ordinairement au centre qu'à la circonférence. Une phycténule de la cornée qui a guéri sans se rompre leur donne le plus ordinairement naissance; le pus que contiennent les abcès, situés dans les lames de la cornée, disparaît sans s'ouvrir issue au dehors, la couche de lymphe plastique qui l'entoure persiste pendant un certain temps et donne lieu à une tache plus ou moins permanente.

3° *Le leucoma* au troisième degré est toujours le résultat d'une cicatrice. Une perte de substance de la cornée par ulcération et un travail de granulation précèdent toujours la formation de cette espèce d'opacité.

Ces trois sortes de taches ont toutes une tendance à disparaître aussitôt que la maladie qui leur a donné naissance n'existe plus; mais souvent les ophthalmies franches ou diathésique cèdent, sans pour cela, que les éléments albumineux et fibrineux qui constituent les taies se résolvent; il faut alors recourir aux ressources que nous offre la thérapeutique, ou bien ces lésions, en se perpétuant, constituent des opacités qui troublent indéfiniment la vision.

§ I.

APPLICATION DE L'ÉLECTRICITÉ A LA CURE DES NÉBULOSITÉS.

L'électricité appliquée à la cure des nébulosités peut les faire disparaître, si les épanchements séreux et albumineux siégent à la surface ou dans les couches les plus superficielles de la cornée. En touchant en effet, avec le pôle négatif ou cuivre de la pile, c'est-à-dire celui qui a la propriété de dissoudre l'albumine, ces opacités, on peut les voir disparaître, comme le témoignent les faits suivants.

Ire OBSERVATION. — *Nébulosité de la cornée, suite d'une ophthalmie scrofuleuse. — Application de l'électricité. — Guérison.*

Une jeune fille de Terre-Noire, âgée de 21 ans, d'un tempérament lymphatique très-prononcé, vint me consulter au mois de janvier 1860.

Elle était atteinte, depuis environ 8 mois, d'une ophthalmie scrofuleuse des deux yeux, qui avait donné naissance à des nébulosités situées au centre des deux cornées, et qui empêchaient la vision des objets placés à une distance d'un mètre. La nébulosité de l'œil gauche était beaucoup plus étendue que celle du côté droit; elle occupait le centre de la cornée. De forme ovalaire, son milieu était assez opaque pour empêcher la malade de lire les plus gros caractères d'un livre ordinaire. Celle du côté droit, beaucoup plus diffuse, était moins trouble, plus transparente. Aussi de ce côté, la lecture pouvait-elle s'accomplir avec assez de facilité, quand cette jeune fille appliquait le livre presque sous les yeux. La conjonctive, primitivement injectée, ne laissait, à cette époque, apercevoir çà et là que quelques vaisseaux variqueux, et il existait une ophthalmie tarsienne assez prononcée.

Admise dans la maison de santé de Mme Joyeux, je résolus de traiter ces nébulosités par le galvanisme. Je touchai successivement ces taches, en suivant un procédé indiqué plus bas, avec le pôle négatif d'un élément de la pile de Volta, l'autre pôle étant placé sur la langue. Ces attouchements avec un fil métallique galvanisé produisaient immédiatement une abondante sécrétion de larmes et une injection momentanée des vaisseaux de la conjonctive. Mais ces phénomènes disparaissaient presque aussitôt que je cessais l'emploi du galvanisme. Ces applications de l'électricité, que j'exécutais tous les matins, furent poursuivies pendant quinze jours. Les taches ou nébulosités diminuèrent de plus en plus, la vision devint plus facile, et après ce laps de temps, je pus constater ce qui suit:

La tache du côté droit avait entièrement disparu. De ce côté la lecture d'un livre, au plus fin caractère, s'accomplissait avec la plus grande facilité, à la distance ordinaire. La tache du côté gauche était à peine perceptible ; il n'existait qu'un point nuageux au centre de la cornée, qui permettait à la vision de s'accomplir, à ce point que la malade pouvait lire distinctement les gros caractères d'un livre placé à environ 60 centimètres de distance. Il est inutile d'ajouter que la vision des objets très-éloignés était perçue avec une grande facilité.

Avant de commencer ce traitement, la malade avait employé sans succès la plupart des médications usitées en pareil occurence, telles que, indépendamment des traitements généraux, les collyres astringents et laudanisés, et les insufflations de calomel, de sucre candi.

L'ophthalmie tarsienne ne céda point à ce traitement. Je me proposais d'enlever les cils et de barbouiller, pour la guérir, le bord libre des paupières avec la pierre infernale, mais la malade, satisfaite du résultat déjà obtenu, quitta Lyon, pour retourner dans son pays.

Si le nuage est dû à un épanchement fibro-albumineux, siégeant à la surface de la membrane interne ou déposé entre celle-ci et la substance propre, ou bien encore dans les lames profondes de la cornée, l'électricité, en activant l'absorption, peut bien provoquer une petite amélioration, mais le plus souvent elle donne lieu à des résultats négatifs.

J'ai eu occasion de vérifier deux fois la justesse de cette proposition chez deux malades que j'ai traités dans les salles de la clinique chirurgicale de l'Hôtel-Dieu de Lyon, service du regrettable Amédée Bonnet.

Chez une fille de 17 ans, atteinte de nébulosités profondes de l'œil droit et étant la conséquence d'une kératite scrofuleuse, j'ai appliqué le galvanisme pendant près d'une vingtaine de jours, sans notable amélioration. La vue, dès les premières séances, a paru devenir plus étendue; la tache a semblé moins terne, mais cette amélioration était plus apparente que réelle, puisque, à la fin du traitement, elle a été si minime, qu'il est presque inutile de la mentionner. Chez l'autre malade, jeune homme de 28 ans, la nébulosité siégeait aux deux yeux, couvrait en grande partie la moitié inférieure de la cornée transparente. Ces taches étaient légèrement verdâtres. Le malade ne pouvait voir les objets que placés en rapport avec le limbe supérieur de la cornée. Vingt séances de galvanisme produisirent une petite diminution dans l'opacité nébuleuse des taies ; le malade put percevoir assez distinctement une clé placée au-dessous de ses yeux ; mais là se borna l'amélioration.

§ II.

APPLICATION DE L'ÉLECTRICITÉ A LA CURE DES ALBUGOS.

Peut-on espérer d'obtenir la disparition complète des albugos à l'aide des procédés que nous venons de mentionner?

A ce second degré, les taches se trouvent constituées non seulement par des épanchements de principes albumineux, mais par des produits fibrineux; la guérison radicale devient difficile, sinon impossible. Si la tache est superficielle et peu étendue en profondeur, le galvanisme, appliqué comme il a été dit plus haut, peut activer la liquéfaction, et, par suite, l'absorption de l'albumine, en diminuant d'autant la barrière qui s'oppose à l'introduction des rayons lumineux dans l'intérieur de l'œil. On ne guérit point alors ces albugos puisque les produits fibrineux ne peuvent être dissous ; mais du moins on rend les taies beaucoup plus transparentes ; on leur enlève leur teint grisâtre, on les rend plus nacrées, et, par suite, plus perméables aux rayons lumineux ; la vue devient beaucoup plus claire, et les malades peuvent, dans certains cas, distinguer facilement, après quelques séances, des objets qu'ils ne pouvaient apercevoir auparavant ; leur vision obtient même parfois une étendue telle, qu'ils peuvent apercevoir des objets situés à une grande distance.

IIe OBSERVATION *empruntée à M. Turck.* — Une fille de 30 ans, d'un tempérament lymphatique nerveux, eut, il y a dix ans, une double kératite qui laissa à sa suite un albugo sur chaque cornée. L'albugo de l'œil gauche, d'une couleur nacrée et d'un demi-centimètre environ de diamètre, quoique au centre de la cornée, permettait à la malade la vision latérale, à l'aide de laquelle elle accomplissait péniblement son travail habituel. L'albugo de l'œil droit, d'un blanc sale, recouvrait largement la cornée, sur laquelle il faisait une légère saillie. Il interceptait le passage de tous les rayons lumineux, et ne laissait distinguer le jour de la nuit que par une teinte jaunâtre. Cette fille avait consulté un grand nombre de médecins qui tous l'avaient considérée comme incurable. Elle alla aux eaux de Plombières pour s'y faire traiter des suites d'une fracture du bras, et y consulta M. le docteur Turck, qui se décida à répéter sur elle le procédé qui lui avait si bien réussi sur le cheval.

M. Turck prit une pile carrée d'environ 6 centimètres de côté, et plaça le conducteur zinc ou positif dans la bouche, tandis qu'avec le conducteur cuivre ou négatif recourbé en anneau, il touchait la cornée malade.

Quand l'expérience durait plus de trois minutes et demie à quatre minutes, la malade avait des vertiges, des nausées, des battements artériels violents dans la tête. Des lotions froides et l'électricité appliquées aux jambes, comme dérivatif, à l'aide de la machine des frères Breton, ou de larges ventouses sèches, triomphaient de ces accidents.

Pendant 40 jours, on fit 34 applications galvaniques sur l'œil droit et 4 sur l'œil gauche. (Le traitement a été suspendu pendant 6 jours à cause des règles). Voici le résultat qui a été obtenu : l'albugo de l'œil droit est réduit au cinquième environ de son étendue, et il n'existe plus que dans les couches profondes de la cornée, où des tissus isolants le mettent à l'abri de l'influence électrique. Au lieu de sa couleur d'un blanc sale, il a une couleur nacrée, et enfin l'œil qui depuis dix ans ne voyait plus, peut lire facilement et sans lunettes. L'albugo de l'œil gauche est un peu diminué de largeur et d'épaisseur ; mais sa situation dans les couches profondes de la cornée le rendait peu accessible à l'influence électrique.

Il est possible, ajoute M. Turck, que sous l'influence du traitement qui a été suivi chez cette femme, le mieux obtenu aille en grandissant. On peut partager sa confiance ; mais ce dont nous devons le louer surtout, c'est d'avoir su s'arrêter à temps dans cette expérience, et de s'être contenté d'une amélioration sensible, par la crainte qu'en poussant l'épreuve plus loin les chances n'eussent tourné plus défavorablement. Il faut ajouter enfin que d'après ce fait comme d'après l'expérience que M. Turck a faite sur le cheval, il n'y a lieu d'espérer du succès de cette pratique que dans les cas où l'albugo est superficiel et n'intéresse que la lame externe de la cornée.

Si l'observation de M. Turck nous montre une des plus heureuses applications de l'électricité à la cure des albugos, celles qui vont suivre et qui nous sont personnelles contribueront, je l'espère, à revendiquer pour le galvanisme une large part dans le traitement de ces opacités.

IIIe Observation. — Une demoiselle de Virieu-le-Grand me fut adressée, en 1857, par M. Bonnet. Cette jeune fille, âgée de 12 ans, avait eu, un an et demi avant, la variole. Des pustules développées sur la cornée transparente des deux yeux, avaient produit des opacités qui empêchaient la vision de s'accomplir, au point que la malade ne pouvait y voir d'une manière nette, puisqu'il lui fallait le secours d'un bras pour la conduire, lorsqu'elle fut amenée dans mon cabinet.

Au centre de chaque cornée, il existait un leucoma formé par une opacité de couleur blanche nacrée, assez étendue pour envahir tout le champ pupillaire, et se terminant par une nébulosité qui couvrait tout le limbe inférieur de la cornée transparente. L'emploi de la belladone permettait de reconnaître supérieurement que l'iris et la pupille conservaient leur activité normale. En effet, lorsqu'on en faisait usage, les pupilles, fortement dilatées, permettaient de jouir d'un peu de vision, surtout à gauche, où l'opacité était moins considérable qu'à droite.

Ces opacités laiteuses semblaient siéger superficiellement et s'élever un peu au-dessus du niveau des parties avoisinantes; à leur centre, leur teinte était d'un vert sale, et leur circonférence était entourée d'un petit cercle de vaisseaux sanguins assez dilatés. M. Bonnet avait déjà fait l'excision d'une partie de ces vaisseaux variqueux ; mais les taches n'avaient subi aucune amélioration de cette manœuvre opératoire.

Comme on avait jusqu'alors employé sans succès les diverses méthodes de traitement mises en usage en pareille occurrence, M. Bonnet me l'adressa pour la soumettre à l'action du galvanisme. Les premières séances, qui ne durèrent jamais plus de deux minutes, produisirent des douleurs de tête assez vives, une irritation de la conjonctive et un larmoiement abondant ; mais ces symptômes, combattus par un pédiluve synapisé matin et soir, cessèrent complètement à la dixième séance. La malade alors s'accoutuma peu à peu à ces attouchements d'un fil métallique galvanisé, si bien qu'à la fin elle pouvait impunément en supporter le contact pendant une minute et demie.

Les premières applications du galvanisme ne produisirent aucun résultat sensible ; mais, à partir de la dixième séance, les taches devinrent moins blanches à leur circonférence, et à la douzième, la malade pouvait marcher sans le secours d'aucun bras et se conduire par sa vision seule. A la quinzième, elle pouvait, du côté gauche, distinguer le volume et la couleur d'une montre qui lui était présentée. L'amélioration continua progressivement, mais lentement; et au bout de la trentième séance, les taches avaient perdu la teinte verdâtre qui se trouvait à leur centre, et cette jeune fille pouvait déjà reconnaître des deux yeux les pièces de monnaie qui lui étaient présentées.

Ce résultat me fit persévérer dans l'application de cette nouvelle méthode de traitement pendant encore un mois. Cette jeune malade, qui pouvait traverser toute seule les rues de Lyon pour venir à mon cabinet, finit, à la cinquantième application du galvanisme, par reconnaître les gros caractères d'un livre et lire les affiches et les enseignes des magasins devant lesquels elle passait. Les taches n'étaient plus alors si saillantes; à la teinte blanche laiteuse et sale avait succédé une teinte blanche nacrée à peu près uniforme. Ne pouvant plus espérer aucune amélioration du galvanisme, je renvoyai cette petite fille dans son pays, satisfaite d'un résultat aussi précieux qu'inattendu. Depuis lors j'ai eu occasion de me rendre à Virieu-le-Grand, où j'avais été appelé par le docteur Civot pour lui donner mon avis sur une maladie oculaire, et j'ai pu constater avec lui que l'amélioration s'était maintenue et que cette jeune personne pouvait se livrer aux travaux des champs et aux soins intérieurs d'une maison sans aucun secours étranger.

Dans le fait que je viens de citer il s'agissait d'une jeune fille qui, atteinte de taches sur les yeux, avait recouvré, grâce aux galvanisme, assez de vue pour pouvoir se conduire et se livrer aux travaux des champs et à ceux de l'intérieur de sa maison ; celui qui va suivre tracera au plus haut degré l'utilité de l'électricité, puisque à la suite de l'action de ce moyen une jeune demoiselle, atteinte d'albugo qui ne permettait pas la lecture, a pu lire sans fatigue pendant deux heures un ouvrage du plus fin caractère.

IVe Observation. — Mlle R...., âgée de 19 ans, demeurant à Tarare, portait une cicatrice sur la paupière de l'œil droit qui avait amené un ectropion très-prononcé. Cette cicatrice résultait d'une brûlure qui avait en même temps détruit l'œil gauche.

Pour remédier à cet ectropion, cause incessante d'ophtalmie, une opération avait été pratiquée dont le résultat malheureux produisit une inflammation violente de la conjonctive et finalement un albugo très-prononcé.

Cette opacité blanche laiteuse sale à son centre couvrait tellement le champ pupillaire que la vision ne pouvait presque plus s'opérer ; cette jeune fille voyait à peine pour se conduire, la lecture était impossible, et la vue d'une personne à trois ou quatre mètres de distance ne pouvait lui être perceptible.

Comme il n'existait point d'inflammation au pourtour de cet albugo, et que toute trace d'irritation de la conjonctive avait disparu, je résolus de la soumettre à l'action du galvanisme. Admise dans la maison de santé de la place de la Charité, en décembre 1859, j'appliquai l'électricité suivant le procédé qui sera bientôt décrit. Les séances, de deux minutes chacune, furent exécutées tous les matins; j'en fis 16; les premières produisirent quelques douleurs céphaliques, un larmoiement et une irritation momentanés de la conjonctive ; ces symptômes se calmèrent peu à peu et, dès la huitième séance, je pus constater que la circonférence de l'albugo était devenue beaucoup plus blanche nacrée et plus transparente qu'avant l'application du galvanisme. Aussi la malade commença-t-elle à distinguer les gros caractères d'un livre ; content de ce résultat, je poursuivis ces applications; mais à la quinzième, des douleurs de tête assez violentes s'étant manifestées, elles me forcèrent à suspendre ce traitement. La vue alors était devenue plus claire, l'albugo moins sale à son centre.

Ce traitement fut repris dans le courant du mois de juillet. La résolution de l'albugo était restée stationnaire, l'électricité appliquée pendant un mois produisit des résultats fort satisfaisants, puisque l'opacité devint presque totalement transparente à sa partie inférieure, et que la lecture d'un ouvrage en caractères fins pouvait s'accomplir pendant deux heures consécutives sans la moindre fatigue de la part de la malade.

M. Alexandre Quadri, de Naples, ayant eu l'occasion d'appliquer deux fois le galvanisme à la cure des albugos, est arrivé au résultat suivant : « J'en ai fait, dit-il (suivant une citation empruntée à l'ouvrage de Mackensie, tome II, page 159), le premier essai sur un jeune homme de vingt-deux ans qui, à la suite d'une grave ophthalmo-blennorrhée, présentait un albugo au centre de chaque cornée. Il n'y avait pas de cicatrice, à proprement parler, car la surface de la cornée était lisse et polie comme à l'état normal. Ce n'étaient pas des nuages puisque la couleur en était blanc de lait et ne tirait nullement sur le jaune ; mais bien deux véritables albugos. Je n'avais pas osé soumettre le malade aux dangers d'une opération de papille artificielle, parce qu'il pouvait encore distinguer les gros objets, et voyait à se conduire, et parce que j'espérais diminuer l'épaisseur des opacités au moyen des collyres. Mes efforts n'ayant eu aucun succès, j'eus recours à la pile. J'appliquai le pôle cuivre à la bouche, et le pôle zinc sur la taie pendant quatre à cinq minutes. L'œil s'irrita très-peu, et le malade accusa une sensation plutôt agréable que pénible ; il sentait comme si une surface lisse et veloutée glissait sur son œil lorsque je promenais le bouton du réophore zinc sur la tache. Immédiatement après, en sortant de chez moi, il put voir l'heure à une horloge dans la rue. Le jour suivant, l'amélioration fut encore plus notable, et le troisième jour le patient pouvait même lire les chiffres et distinguer les petits objets, de sorte qu'il put reprendre son ancien état de domestique et abandonner tout traitement. Les taies avaient sensiblement diminué. Après quelques mois, pourtant, le malade revint, il avait perdu graduellement une partie de l'amélioration qu'il avait obtenue : il se soumit de nouveau à l'application de l'électricité, qui fut encore suivie d'une rapide amélioration ; puis il retourna à son état et je ne le revis plus.

« La seconde expérience eut lieu sur un jeune homme de 20 ans qui, à la suite d'une ophthalmie scrofuleuse grave et opiniâtre, avait conservé un albugo au centre de la cornée gauche, tout-à-fait semblable aux précédents. J'avais aussi fait en vain usage de différents collyres, tels que le laudanum, la poudre de calomel, les sulfates de cuivre, de zinc, d'alun, de cadmium, le proto-iodure de mercure, etc., après cinq ou six applications de la pile, l'œil s'améliora tellement, qu'il s'en déclara satisfait, et partit pour son pays presque entièrement guéri. »

§ III.

Application de l'électricité a la cure des leucomas.

Les leucomas étant constitués par des tissus fibreux résultant d'abcès de la cornée ou de phlyctènes purulents, opposent une barrière infranchissable à l'action thérapeutique du galvanisme. J'ai eu plusieurs fois occasion de l'employer dans des cas de cette nature, et je n'en ai jamais obtenu le moindre résultat avantageux. Cela se conçoit sans peine : on a à lutter alors contre de véritables cicatrices pour la résolution desquelles l'action dissolvante de l'électricité ne peut rien. Les quelques améliorations que j'ai pu obtenir ne se sont jamais maintenues. Je dois dire, cependant, que je n'ai jamais eu la douleur de produire des accidents fâcheux.

Conclusion.

Il ressort donc des observations citées plus haut que le galvanisme ne paraît devoir être utile que pour les nuages de la cornée et les véritables albugos. Les premières opacités peuvent disparaître complètement sous l'influence de cet agent curateur, les secondes ne sont détruites que d'une manière incomplète.

ARTICLE III.

Des appareils galvaniques proposés pour dissoudre les taches de la cornée.

Ces appareils sont variés quant à la forme et leur puissance est loin d'être égale.

Il nous a été impossible, d'après ce qu'en dit M. Warlomont dans les *Annales d'oculistique*, de connaître celui dont s'est servi M. Isiglio, de Corfou.

M. Willebrand a employé, dans quatre cas d'opacité de la cornée, l'appareil à auges de Daniel. Le courant était produit par une paire métallique. Il appliquait sur le centre de la cornée opaque un bouton d'argent fin arrondi, d'un demi-pouce de diamètre, supporté par une tige entourée de soie et en communication avec le cuivre dans l'appareil à auges par un fil métallique, tandis que le malade tenait dans la bouche un morceau de zinc qui, au moyen d'un autre fil métallique, était en communication avec le zinc de la même paire. .

Quadri, de Naples, s'est servi de la pile de Bunsen. Il appliqua le pôle charbon à la bouche, et le pôle zinc sur la taie ; l'œil s'irrita très-peu ; et dans un cas, le malade accusa une sensation plutôt agréable que pénible ; il sentait comme si une surface lisse et veloutée glissait sur son œil, lorsqu'il promenait le bouton du réophore zinc sur la tache.

Ces appareils compliqués et même dispendieux ne méritent pas d'être conservés dans la pratique. M. le docteur Turck s'est servi d'un élément de la pile de volta d'environ d'environ 6 centimètres de côté. Il écarte les deux lames dans un des angles et les replie un peu en dehors, après les avoir percées d'un trou dans lequel furent attachés des fils qui devaient servir de conducteurs. Ce petit appareil fut mis dans un verre d'eau acidulée par l'acide chlorhydrique et rempli aux deux tiers. Dès que le dégagement des bulles d'hydrogène annonce que la pile est en action, l'opérateur place le conducteur zinc ou positif dans la bouche, tandis qu'avec le conducteur cuivre ou négatif il touchait la cornée malade.

Ayant trouvé, dans mes expériences, que la pile de M. Turck était trop faible, j'en ai augmenté la force, en donnant à chaque plaque environ 14 centimètres carrés ; puis, à l'acide chlorhydrique j'ai substitué l'acide sulfurique.

A l'aide de cet appareil, je n'ai jamais vu survenir le moindre accident. D'une force plus grande que celui de

M. Turck, il m'a paru hâter de beaucoup la résolution des taches de la cornée.

Quoi qu'il en soit, que l'on fasse usage de l'appareil de M. Turck ou de celui de Willebrand, il faut se rappeler que le pôle négatif de l'appareil, c'est-à-dire celui qui a la propriété de dissoudre l'albumine, doit être appliqué sur la tache, tandis que l'autre doit être placé sur une des parties du corps, la langue de préférence, afin d'établir le courant galvanique.

L'expérience prouve qu'en agissant de la sorte on ne craint point de provoquer, par ces attouchements métalliques, de violentes inflammations dans le globe oculaire. On provoque, durant l'opération, du picotement, un peu de chaleur dans l'œil, l'injection momentanée de la conjonctive, et une abondante sécrétion des larmes, phénomènes qui ne tardent pas à disparaître dès qu'on cesse l'emploi du galvanisme. En touchant, au contraire, la tache avec le pôle positif, on donne parfois lieu à une violente irritation oculaire, à des douleurs vives, et quelquefois à des inflammations qui peuvent compromettre le peu de vision qui reste, et produire des résultats contraires à ceux que l'on désirait obtenir. Je me rappelle, à ce propos, l'observation d'une malade qui, atteinte d'un albugo, n'éprouvait presque aucune douleur lorsque je touchais sa tache avec le pôle fluidifiant de la pile, et qui en ressentait une très-vive, lorsque je me servais du pôle opposé. En voulant même répéter cette expérience, je donnai lieu à une inflammation qui me força d'interrompre le galvanisme, pour recourir à l'emploi des antiphlogistiques locaux, tels que l'application de sangsues aux tempes, l'usage de collyres laudanisés combinés à l'occlusion des paupières.

C'est pour n'avoir point tenu compte de ces particularités que des auteurs voyant se développer souvent dans les yeux des ophthalmies, n'ont pas craint d'en accuser le galvanisme, tandis que c'était à leur pratique défectueuse qu'il fallait rapporter de pareils résultats.

§ I.

Procédé opératoire.

Le fil métallique terminé par une boule et correspondant au pôle positif de la pile, étant placé sur la langue du malade, l'opérateur prend, de la main droite, la tige métallique arrondie à son extrémité et fixée au fil du pôle négatif de la pile, et, la tenant horizontalement entre le pouce, l'index et le médius, il l'applique sur la tache, et la promène sur toute sa surface.

Les séances ne doivent durer que deux ou trois minutes au plus. Sans cette précaution, on courrait le risque de donner lieu à un larmoiement extrêmement abondant, à une fatigue des yeux très-grande, et finalement à une irritation capable de produire des résultats fâcheux.

Ces applications du galvanisme ne peuvent se faire qu'en soulevant les paupières. Si ce malade est docile et peu impressionnable, cette pratique ne souffre aucune difficulté ; mais pour peu qu'il existe de l'irritation ou que le patient soit indocile, il est nécessaire de relever les paupières à l'aide des doigts, et mieux avec les élévateurs de Bonnet ou de Jules Guérin. Ces derniers sont préférables, parce qu'ils peuvent être appliqués sur un des plis extérieurs de ces voiles membraneux, et qu'ils produisent moins d'irritation.

Quelquefois, et cela s'observe chez les jeunes sujets, les yeux, impressionnés par le contact de la tige métallique, se cachent aussitôt sous la paupière supérieure, et rendent les attouchements de la tache sinon impossibles, du moins très-difficiles. Il faut alors recommander au malade de regarder en bas, et saisir le moment où le globe oculaire s'abaisse pour toucher l'opacité. Cette manœuvre ne réussissant pas toujours, on peut avoir recours alors à des pressions sur la paupière supérieure capables d'empêcher l'œil de se porter en haut, ou bien on fixe le globe oculaire avec une pince, de la même manière que si l'on voulait pratiquer l'opération de la cataracte par extraction. La pince qu'a imaginée M. Desgranges nous semble devoir être utilisée en cette circonstance avec succès.

Il y a de jeunes enfants atteints de taches de la cornée coïncidantes avec une photophobie assez intense. La constriction des paupières ne permettant pas l'usage régulier des élévateurs, les applications du galvanisme deviennent très-difficiles, sinon impossibles, à réaliser. Il faut alors s'attacher à vaincre cette photophobie ou blépharoptose, et dans ce but, les frictions des paupières avec l'extrait de belladone et mieux l'instillation entre ces voiles membraneux d'un collyre au sulfate d'atropine, nous paraissent fort utiles.

Enfin, il est des sujets qui sont atteints d'une irritation nerveuse telle, que tout attouchement du globe oculaire est impossible : l'application du galvanisme dans des circonstances pareilles, ne peut être réalisée.

§ II.

Des phénomènes immédiats produits par l'application du galvanisme.

Ces phénomènes sont :

1° Des douleurs de tête assez vives : on peut les combattre facilement par des pédiluves, et en espaçant de plus en plus les applications de l'électricité ;

2° Un larmoiement considérable. Cette sécrétion exagérée du liquide destiné à lubréfier le globe oculaire, n'a rien d'inquiétant, puisqu'il cesse aussitôt que la séance galvanique est terminée ;

3° Une injection des vaisseaux capillaires de la conjonctive, et quelquefois une inflammation de cette muqueuse. On remédie à ce dernier accident par le repos de l'organe de la vision, l'occlusion des paupières et la suspension momentanée du galvanisme.

La tache de la cornée peut être quelquefois entourée d'un cercle de vaisseaux sanguins, dont les uns s'irradiant jusqu'à son centre, y portent des matériaux nutritifs.

Il est nécessaire, dans des cas semblables, de faire l'excision des vaisseaux de la conjonctive avant de tenter l'application du galvanisme. Les procédés indiqués par MM. Bouchacourt et Berne nous paraissent devoir être utilisés avec avantage en pareille occurence.

§ III

Des contre-indications du galvanisme.

Le galvanisme étant destiné à résoudre les taches de la cornée, il faut en suspendre les applications lorsque l'on voit cette membrane se ramollir, ou qu'il existe des ulcérations à forme aiguë. Sans cette précaution, on pourrait s'exposer à une fonte de l'œil, accident arrivé à M. X. Crussel, de Saint-Pétersbourg, ou à voir survenir des accidents inflammatoires capables de produire les résultats les plus fâcheux.

www.ingramcontent.com/pod-product-compliance
Ingram Content Group UK Ltd.
Pitfield, Milton Keynes, MK11 3LW, UK
UKHW020509230726
13925UKWH00005B/2122

9 782014 062816